FENG SHUI

FÜR 2019

ZIEHEN SIE VIEL GELD UND VIEL GLÜCK FÜR IHR LEBEN, IHRE GESUNDHEIT, IHRE LIEBE, IHREN REICHTUM UND VIEL REICHTUM IN DIESEM NEUEN JAHR FÜR SIE, IHRE FAMILIE UND IHR ZUHAUSE AN

Jorge O. Chiesa

Inhaltsverzeichnis

Einführung: Erste Schritte... Was ist Feng Shui?

Feng Shui (ausgesprochener Fungweg) ist eine alte chinesische Praxis, die Kunst und Wissenschaft miteinander verbindet. Sie existiert seit Jahrtausenden. Die Praxis basiert auf den Gesetzen von Himmel und Erde, um Menschen zu helfen, ihre Energien in einem Raum auszugleichen. Dies soll ihnen helfen, Glück und Gesundheit zu erhalten.

Das Wort "Feng" bedeutet Wind und "Shui" bedeutet Wasser. Feng Shui bedeutet daher "Wind und Wasser". Die lokalen Chinesen legen den weichen Wind und das klare Wasser an einen Ort. Es geht darum, eine gute Gesundheit und die Ernte darzustellen.

Feng Shui ist stolz darauf, dass das Land Chi beinhaltet. Chi-Arbeit hat mit Energie zu tun. In der Antike behaupteten lokale Chinesen, dass die Energie der Erde gut oder schlecht für andere sein würde.

Feng Shui kommt von taoistischen Idealen für den Umgang mit der Natur. Im Taoismus geht es um religiöse und philosophische Überzeugungen. Der Taoismus hat einen starken Einfluss in Asien.

Der Taoismus ist auch für die Geburt der Konzepte Yin und Yang verantwortlich. Yin und Yang befassen sich mit entgegengesetzten Aspekten eines Phänomens oder vergleichen zwei Phänomene. Sie repräsentieren die Qualität der Korrespondenz in den meisten Bereichen der chinesischen

Wissenschaft und Philosophie. Ein Beispiel dafür ist die alte chinesische Medizin.

Darüber hinaus werden die fünf Hauptelemente des Feng Shui auch vom Feng Shui abgeleitet. Wenn eine Feng Shui-Analyse durchgeführt wird, werden der Kompass und Ba-Gua verwendet. Der Ba-Gua ist ein Gitter, das in Form eines Achtecks angelegt ist.

Dieses Gitter hat I Ging Symbole. Tatsächlich basiert Feng Shui auf dieser Prämisse. Damit Sie die Bereiche Ihres Hauses mit dem Feng Shui verbinden können, müssen Sie das Konzept von Ba-Gua verstehen.

Der Kompass wird auch als "Lo-Pan" bezeichnet, er dient dazu, zusätzliche Informationen über eine Anlage zu erhalten. Die Magnetnadel ist von konzentrischen Ringen umgeben, die strategisch platziert sind. Das Wort "es" bedeutet alles und "Brot" bedeutet Schüssel. Lo-pan wird verwendet, um die Geheimnisse des Universums zu öffnen.

Wenn Sie Feng Shui lernen, müssen Sie auf der Grundstufe beginnen, damit Sie den gesamten Prozess verstehen. Nachdem Sie ein gutes Verständnis von Feng Shui auf der Basisstufe hatten, werden Sie phänomenale Ergebnisse erzielen. Die Ergebnisse beeinflussen die Art und Weise, wie Sie Feng Shui wahrnehmen. Sie werden es regelmäßig in Ihrem Haus und in Ihrem Unternehmen verwenden wollen.

Wenn du dich für Feng Shui einsetzt, brauchst du Heilmittel, um ein besseres Leben zu führen. Es gibt verschiedene Dinge, die verwendet werden können, um dies zu erreichen. Hier sind fünf von ihnen:

> Aquarium
> Quellen
> Kristalle
> Farbe
> Uhren

Die Methoden des Feng Shui

Einige der Methoden sind einfach zu bedienen, aber wenn es um den Hauptteil geht, kann es einige Zeit dauern, z.B. mehrere Jahre, bis man sich daran gewöhnt hat. Feng Shui zu lernen ist nicht so einfach, wie man denkt.

Bei dieser Art von Konfiguration sollten Sie immer von Anfang an mit den Grundlagen beginnen und dann nach oben gehen. Es macht es dir und anderen leicht, dich vorwärts zu bewegen. Dann können Sie schrittweise Schritte zu den fortgeschrittenen Phasen des Feng Shui machen. Zunächst einmal gibt es hier einige Dinge, die Sie implementieren können:

- Luft und Licht von guter Qualität - Sie müssen dies in Ihrem Haus haben, um die Prinzipien des Feng Shui zu beherrschen. Du kannst von einem guten Chi profitieren, wenn du beides einbeziehst.

Um dieses Prinzip anzuwenden, ist es ratsam, natürliches Licht in Ihr Zuhause zu lassen. Windows sollte häufig geöffnet sein. Wenn Sie ein Pflanzenliebhaber sind, investieren Sie in einige Luftreinigungsanlagen für Feng Shui.

- Ba-Gua - Verwenden Sie den Kompass, um die Energiekarte in Ihrem Haus zu aktivieren. Wenn Sie sich mit Ihrem Ba-Gua verbinden, werden Sie feststellen, welche Bereiche oder Räume Ihres Hauses mit dem Konzept des Feng Shui verbunden sind.

- Werde die Störung los - Du solltest

alles wegwerfen, was dir nichts bedeutet oder dich an schlechte Ereignisse oder Gefühle in deinem Leben erinnert. Wenn Sie viel Unordnung haben, können Sie nicht alles über Nacht entfernen.

Danach werden Sie das Gefühl haben, als wäre eine schwere Last von Ihren Schultern gehoben worden. Dies ist eine sehr wichtige Sache zu tun, denn du wirst eine Veröffentlichung haben. Es wird auch einfacher für Sie sein, zur nächsten Phase überzugehen.

- **Fünf Elemente** - Machen Sie sich mit den fünf Elementen des Feng Shui vertraut. Für bestimmte Bereiche müssen einige Elemente stärker sein. Das hängt davon ab, was du versuchst, in deinem Leben anzuziehen. Es hängt auch davon ab, in welchem Bereich Ihres

Hauses Sie Feng Shui einsetzen
möchten.

- **Geburtselement** - Holz und Feuer werden als Elemente betrachtet und zusammen mit dem brauchst du eine Farbe, die den Elementen entspricht. Darüber hinaus müssen Sie Formen einbauen, die dem Element und der Farbe für Feng Shui entsprechen.

Die fünf Elemente des Feng Shui

Das Prinzip der fünf Elemente ist wichtig für das Konzept des Feng Shui. Sie arbeiten auf bestimmte Weise entsprechend der Rotation des Produktiv- und Zerstörungszyklus. Die fünf Elemente entsprechen einer bestimmten Farbe. Einige der Elemente verwenden mehr als eine Farbe. Der beste Weg, diese Elemente zu nutzen, ist, deinen Raum für mehr Glück zu öffnen.

Hier sind die fünf Elemente und die dazugehörigen Farben:

- **Holz** - Stellt dar und liefert Energie für Gesundheit und Vitalität; stellt auch Fülle dar und gilt als Heilung für Reichtum und

Wohlstand. Dieses Element befindet sich in den östlichen und südöstlichen Bereichen deines Raumes. Das Holzelement ist auch für den Einsatz im Süden geeignet. Die Farben des Holzelements sind braun und grün.

- **Feuer** - Stellt hohe Energie und Leidenschaft dar; liefert Energie für Dinge, die mit der Rasse zusammenhängen. Es wird Ihnen auch helfen, für Ihre Leistungen anerkannt zu werden. Dieses Element befindet sich im Süden, Nordosten und Südwesten Ihres Raumes. Die Farben des Feuerelementes sind Rot, Orange, Violett, Pink und Starkgelb.

- **Wasser** - Stellt Leichtigkeit, Fülle und Frische dar; steht auch für Ruhe und Reinheit. Wasser steht für Fülle und gilt als Heilmittel für Feng Shui. Es kann in den Bereichen Norden, Osten und Südosten Ihres Raumes eingesetzt werden. Die Farben des Wasserelementes sind blau und schwarz.

- **Erde** - Stellt dar, dass sie stabil und genährt ist; stellt auch den Schutz ihrer Beziehungen dar. Es kann im Nordosten, Südosten und im Zentrum Ihres Raumes eingesetzt werden. Die Farben des Erdelements sind beige und gelb.

- **Metall** - Stellt dar, dass es präzise und klar ist; es steht auch für Genauigkeit und Effizienz. Du kannst mit Klarheit und Licht leben. Es kann in den Bereichen West, Nord und Nordwest Ihres Raumes eingesetzt werden. Das metallische

Element ist ideal für Ihr Zuhause oder Ihr Unternehmen. Die Farben von Metal Element sind weiß und grau.

Der Produktive und Zerstörerische Zyklus steuert die fünf Elemente des Feng Shui. Das Holz ist Teil des Produktionszyklus, der das Wasserelement erzeugt. Der Zyklus geht weiter mit der Erschaffung von Feuer, Erde, Metall und nicht zuletzt von Wasser in dieser Reihenfolge. Der Zyklus stoppt nicht und ergänzt sich nicht gegenseitig. Sie halten auch einen positiven Fluss zwischen ihnen aufrecht.

Obwohl er sich im entgegengesetzten Extrem befindet, ist der Zerstörungszyklus genauso wichtig wie der Produktionszyklus. Alles, was negativ ist oder zur Zersetzung beiträgt, wird eliminiert. Dies gibt den Weg frei für

Dinge, die positiv sind und im Feng Shui Prozess helfen werden.

In diesem Zyklus ist das Holz für die Trennung der Erde verantwortlich. Die Erde wiederum nimmt Wasser auf; Wasser löscht Feuer; Feuer schmilzt Metall; und Metall schneidet Holz. Dies ist auch ein weiterer Zyklus, der sich im Kreis dreht und nicht stoppt.

Du musst für jede Richtung verschiedene Farben verwenden:

- ✓ *Ost und Südost* - Grün dominiert

- ✓ *Süd* - Rot dominant

- ✓ *Südwesten* - Dominantes Gelb

✓ *West und Nordwest* - Weiß oder metallisch dominierend

Mit Adressen und Farbschemata können Sie alternative Farben für die Grundfarben verwenden. Blau und Schwarz können für Ost und Südost verwendet werden. Alles aus der roten Familie kann für den Südwesten und Nordwesten verwendet werden.

Alles aus der gelben, beigen und braunen Familie, zusammen mit einer beliebigen Kombination, kann für den Westen und Nordwesten verwendet werden. Weiß ist die Farbe, die im Norden verwendet wird, weil Metall Wasser erzeugt. Im Süden kann Grün verwendet werden, weil Holz Feuer erzeugt.

Farben müssen nicht von alleine stehen. Sie können ergänzt oder mit anderen kombiniert werden, um kraftvolle Aussagen zu machen. Mit Feng Shui müssen Sie Gleichgewicht und Harmonie bewahren. Diese Attribute sind notwendig, um den Fluss von Chi in einem positiven Format aufrechtzuerhalten.

Yang-Energie kommt vom Feuerelement. Sie wird durch die Farbe Rot dargestellt.   Andere Dinge, die helfen, mehr Energie zu liefern, sind Kerzen und Lichter. Wenn du mehr Intimität willst, wenn es darum geht, nah dran zu sein, würde es die Energie der Erde kosten. Die Dinge, die zur Energie der Erde beitragen, können deiner Ehe auf positive Weise helfen. Sie können dir auch in verschiedenen Beziehungen helfen.

Du kannst Dinge wie Kristalle und Keramik verwenden, Dinge aus Ton, um dies zu verstärken. Da Metall von der Erde geschaffen wird, kann Metall die Vorteile nutzen. Metall ist auch eines der Yang-Elemente, das eine positive Wirkung hat. Metall ist auch für die Wasserbildung verantwortlich. Dies kann beim Fluss von Chi helfen.

Bei Wasser als Teil des Chi-Flusses stoppt der Fluss nicht. Wasser hilft Chi, in verschiedene Lebensbereiche zu gelangen. Mit Feng Shui gilt das fließende Wasser als ruhig und entspannend. Du kannst es benutzen, um dein Zuhause zu versorgen.

Wenn Sie Ihre berufliche Laufbahn vorantreiben oder starten wollen, kann dafür Wasser verwendet werden. Sie steht auch für Reichtum und Wohlstand. Eine gute Sache, die dafür in die Praxis umgesetzt werden kann, ist ein Aquarium oder eine Wasserquelle. Dies kann in bestimmten Bereichen Ihres Hauses

positive Schwingungen hervorrufen. Ein
Ort, an dem kein Wasser empfohlen wird,
ist das Schlafzimmer.

Das Holzelement verbindet sich auch mit
Ihrem Haus und Garten. Holzobjekte
können in bestimmten Bereichen platziert
werden, um mehr Reichtum zu erhalten.
Sie können in der Nähe von Pflanzen und
Blumen platziert werden. Eine andere
Sache, die Reichtum erhöhen kann, ist die
Installation einer Holzbank im Bereich
Ihres Gartens, die für Reichtum bestimmt
ist.

Die Farben des Feng Shui

Schwarz

Schwarz ist die Farbe des Mysteriums. Es bietet auch Schutz. Es symbolisiert die Nacht, wenn es dunkel wird, und stellt auch einen leeren Raum dar. Selbst damit verleiht es jedem Bereich Intensität. Bei häufiger Verwendung kann es zu einer starken Atmosphäre kommen. Schwarz wird auch verwendet, um Stärke zu verleihen.

Diese Farbe kann im Osten, Norden und Südosten verwendet werden. Es sollte nicht im Süden verwendet werden. Es kann im Kinderzimmer verwendet werden, aber nicht viel. Es kann auch in Gemeinschaftsräumen Ihres Hauses verwendet werden.

Wenn Sie versuchen, Karrieremöglichkeiten anzuziehen, kann es in der nördlichen Weltraumzone von jedermann eingesetzt werden. Schwarz kann mit Weiß für den Einsatz in Möbeln kombiniert werden.

Braun

Die Farbe Braun wird im Osten, Südosten und Süden verwendet. Die Energie dieser Farbe sorgt für viel Nährstoff. Es kann mit verschiedenen Lebensmitteln und Getränken wie Schokolade und Kaffee in Verbindung gebracht werden.

Braun kann auch für gemeinsame Bereiche Ihres Hauses verwendet werden.

Sie sollten nicht zu viel von der Farbe Braun für ein Kinderzimmer oder einen Südwestbereich tragen. Wenn es zu viel Farbe in einem Bereich gibt, kann dies dazu führen, dass Menschen nicht nach vorne treten.

Grün

Diese Farbe repräsentiert eine Renaissance und einen Neuanfang. Grün liefert Nahrung und erhält den Frieden in Ihrem Leben. Wenn Sie es in Feng Shui integrieren, sollten Sie verschiedene grüne Versionen verwenden und nicht nur eine.

Sie können Pflanzen verwenden, die frisches Laub haben. Es ist auch bekannt, dass Grün für die Heilung sorgt. Es kann mehr in den Zonen Süd, Ost und Südost eingesetzt werden.

Es gibt verschiedene Versionen dieser Farbe, die im Feng Shui verwendet werden können.

Rot

Wenn die Farben für Feng Shui im richtigen Format verwendet werden, wird Ihre Umgebung der Empfänger guter Feng Shui Energie sein. Die Farbe Rot trägt dazu bei, dass das Feuerelement Energie liefert.

Feuer kann als kreativer und destruktiver Aspekt betrachtet werden. Feuer ist ein Symbol für die Sonne, das Leben und die Energie, die daraus entsteht. Mit diesem Element in deinem Haus kannst du Glück und den Wunsch, sexuell erfüllt zu werden, erleben.

Rot steht auch für Leidenschaft und Feierlichkeit. Die Chinesen benutzen Rot für Glück und Glück. In Indien wird Rot für Heirat und Hochzeit verwendet, und im Westen steht Rot für Romantik und Mut.

Wenn Menschen dekorieren, wird Rot verwendet, um sich zu bereichern. Bitte beachten Sie, dass Sie nicht zu viel Rot tragen sollten. Andernfalls kann es zu Wut und übermäßiger Stimulation führen.

Mit Feng Shui kann Rot in Kinderzimmern mit Vorsicht verwendet werden. Es kann auch in Gemeinschaftsräumen des Hauses wie Esszimmer, Wohnzimmer und Küche genutzt werden.

In den Gebieten Ost, Südost, West und

Nordwest Ihres Hauses können Sie die Farbe Rot verwenden, sind aber auf die Menge beschränkt, die Sie verwenden müssen. Rot ist ein perfekter Kandidat für den Einsatz im Süden.

Orange

Orange wurde als "soziale" Farbe bezeichnet. Orange ist dafür verantwortlich, die Energie des Feng Shui bereitzustellen, um lebhafte Gespräche zu führen und gute Gefühle in Ihrem Zuhause zu haben. Wenn die Wintersaison näher rückt, kann sie eine Erinnerung an die Sommersaison sein. Auch Kofferraumfeuer kommen mit der Farbe Orange ins Spiel.

So wie Rot Feuer darstellt, so ist es auch Orange. Keine gute Farbe für die Gebiete West und Nordwest. Außerdem sollte diese Farbe im Osten und Südosten nicht zu sehen sein.

Diese Bereiche werden von anderen Elementen des Feng Shui kontrolliert.

Orange kann für Gemeinschaftsräume wie Wohnzimmer, Esszimmer, Küche und überall dort verwendet werden, wo die Umgebung aktiv und energiegeladen sein kann. Es ist eine gute Idee, einige Feng Shui Produkte oder Accessoires zu haben.

Da Orange als eine weiche und warme Farbe gilt, ist es einfach, es mit Feng Shui zu kombinieren. Es ist ein wunderschönes Schauspiel, das man als Sonnenuntergang beobachten kann. Es wertet die Räume auf und hebt sie hervor.

Violett

Missbrauche nicht die Farbe Lila. Diese Farbe ist sehr stark und hat eine Beziehung zum Geist. Die Verwendung an der Wand wird nicht empfohlen. Es kann jedoch in einem Raum verwendet werden, in dem Meditation stattfindet. Wenn Sie diese Farbe zu Hause verwenden, sollten Sie sehr moderat sein. Du kannst hellere Farben verwenden. Es kann mit Einschränkungen in den Zonen Ost-Süd und West eingesetzt werden.

Eine gute Möglichkeit für die Umsetzung der lila Farbe ist die Verwendung von Amethyst Feng Shui Kristall.

Rosa

Die Farbe der Liebe ist rosa. Es kann auch verwendet werden, um die Energie ruhig zu halten. Es wirkt auch, das Herz zu beruhigen und ihm viel Liebe zu geben.

Diese Farbe wird hauptsächlich im südwestlichen Bereich verwendet. Es ist auch im Einklang mit der Ehe. Beim Dekorieren wird eine weiche Rose verwendet. Wenn es heiße und schwere Energie gibt, wird die heiße Rose verwendet.

Pink ist ideal für den Einsatz im Schlafzimmer eines kleinen Mädchens; welches kleine Mädchen würde diese Farbe nicht wollen? Okay, es mag welche geben, aber sie sind wahrscheinlich nur wenige und weit auseinander. Es gibt mehrere gängige rosa Kombinationen, die rosa und schwarz sowie rosa und grün beinhalten. Rosa und grün stehen für Aktivität. Pink und Schwarz repräsentieren einen Retro-Stil.

Mit Feng Shui können Rosenquarzkristalle für die Liebe verwendet werden. Die Kristalle sind aus einem zarten Rosa, das die Seele beruhigt.

Gelb

Gelb erinnert an die Sonne. Sie kann jeden Raum beleuchten und für eine gemütliche Atmosphäre sorgen. Sie haben viele Möglichkeiten, aus denen Sie wählen können, wenn es um Gelb geht. Diese Farbe ist eine bessere Wahl für das Kinderzimmer und das Wohnzimmer.

Wenn Sie einen langweiligen Raum haben, wird die Verwendung von Gelb Ihnen viel Licht geben. Liefert das Feuerelement, jedoch in einem weicheren Format als Rot. Es ist einfacher, es in größerem Umfang zu behandeln. Gelb kann auch verwendet werden, um Selbstachtung zu vermitteln. Wenn Sie heißes Gelb verwenden, verwenden Sie nicht zu viel. Gelb kann im Osten und Südosten verwendet werden.

Grau

Grau gilt allgemein als eine stumpfe Farbe, die nicht viel Leben hat. Es gibt jedoch einen Grauton (Edelgrau), der etwas optimistischer ist als die normale Farbe. Grau wird in den westlichen, nordwestlichen und nördlichen Gebieten von Ba-Gua verwendet.

Verwenden Sie nicht zu viel im Osten und Südosten. Holz ist das dominierende Element in diesen Bereichen. Ob Sie es glauben oder nicht, Grau kann Feng Shui Energie in den meisten Bereichen Ihres Hauses liefern.

Es kann einen klaren Fokus auf jeden

Raum in Ihrem Zuhause bieten. Grau stellt auch die Energie des metallischen Elements dar.

Weiß

Die Farbe Weiß repräsentiert die Rituale des Yoga. Mit Feng Shui steht es für Ruhe und Unschuld. Es bedeutet auch Anfang und Ende. Es hat einen sauberen und frischen Ansatz. Es kann für Feng Shui Zwecke überall in Ihrem Haus verwendet werden.

Im Osten und Südosten ist es keine gute Idee, nur Weiß zu verwenden. Du kannst andere Farben verwenden, um sie zu mischen.

Möglicherweise haben Sie in Ihrem Badezimmer oder im Mediationsraum freien Platz. Dies wird dir helfen, zu Hause zu heilen. Es kann auch Möglichkeiten bieten, die noch nie zuvor erforscht wurden, und eine vielversprechende Zukunft.

Blau

Blau steht für klaren Himmel und klares Wasser. Es kann im Osten und Südosten des Raumes von jedermann verwendet werden. Da Blau mit Wasser verbunden ist, ist die Energie für die Nahrungsversorgung des Holzelements verantwortlich. Es kann auch als Dekoration oder Kunstwerk verwendet werden.

Blau kann auch als Deckenfarbe verwendet werden. Es wurde festgestellt, dass Studenten in ihrem Studium besser abschneiden, wenn sie ein blaues Dach haben.

Für Harmonie würde eine hellblaue
Farbe gut funktionieren. Für Ruhe und
Frieden wäre eine dunkelblaue Farbe
besser geeignet. Eine tiefblaue Farbe kann
in Ihrem Schlafzimmer implementiert
werden, um Ihnen beim Schlafen zu
helfen.

Für die Gebiete im Süden, Westen und
Nordwesten sollte tiefes Blau nicht viel
verwendet werden. Die Farben Blau und
Weiß können zu Energiezwecken
kombiniert werden.

Wie kann man mit Feng Shui ein glückliches Zuhause schaffen?

Bereiche, die mit Feng Shui verbunden sind, sind so gebaut, dass sie Energie im Kopf haben. Es gibt immer Energie um uns herum, die jede Minute des Tages weiter zirkuliert. Du kannst das Gleiche zu Hause tun. Die Einbeziehung der Prinzipien des Feng Shui kann Ihnen helfen, ein gesundes und glückliches Zuhause zu haben.

Wenn du das tust, erwarte, dass sich die Atmosphäre ändert. Wenn Menschen zu Besuch kommen, werden sie sich glücklicher fühlen, zu Hause und in deiner Gegenwart zu sein. Wenn sie glücklich sind, wirst du glücklich sein. Wenn du vorher ein Pessimist warst, wird sich dein Verhalten in das Gegenteil verkehren.

Solange Sie den positiven Energieaustausch am Laufen halten, werden Sie die Art der Umgebung schmecken können.

Machen Sie sich mit bestimmten Bereichen Ihres Hauses vertraut. Je mehr Sie sich bewusst sind, welche Bereiche umfasst sind, desto erfolgreicher werden Sie sein, diese Bereiche mit den Prinzipien des Feng Shui zu verbinden. Damit können Sie es auf andere Bereiche Ihres Lebens übertragen, einschließlich Ihrer Beziehungen zu Familie und Freunden.

Schauen wir uns einige Dinge an, die dies vorantreiben und verbessern können:

➢ Du musst eine Verbindung zu deinem Zuhause haben. Untersuchen Sie die Bereiche Ihres Hauses und bestimmen Sie, welche Teile nicht

mit den Prinzipien des Feng Shui
übereinstimmen. Alles, was nicht
ausgerichtet ist, wird sich schließlich
nachteilig auf Ihr Leben auswirken.
Es wird auch dazu führen, dass du
nicht so viel Energie in diesen
Bereichen hast.

➢ Überreagieren Sie nicht, wenn
Ihr Haus oder die Bereiche darin
nicht so reagieren, wie Sie es sich
wünschen. Ein Beispiel wäre, wenn
Sie einen Keller in Ihrem Haus
haben, der gestrichen werden muss,
machen Sie sich keine Sorgen, weil
er nicht gestrichen wurde.

➢ Erstelle einige Feng Shui-
Anleitungen für dich, damit du
weitermachen und die Arbeit
erledigen kannst. Werden Sie beim
Kompilieren nicht wütend oder

aufgeregt. Betrachte es als etwas, das getan werden muss.

> Es wird eine Zeit geben, in der du deine Emotionen ausleben kannst, aber lass sie nicht zu einem Hindernis für deine Aufgabe werden.

> Wenn Sie Unordnung aus Ihrem Haus beseitigen, können Sie positive und frische Energie liefern. Dadurch wird auch Ihr Zuhause gesünder. Unordnung zu haben bedeutet Verwirrung und Unentschlossenheit.

Das kann sich als eine negative Sache für Sie herausstellen, wenn Sie daran arbeiten, Feng Shui in Ihr Leben zu integrieren. Sobald die Störung verschwunden ist, werden Sie ein Gefühl der Erleichterung haben und jeder Stress, den Sie hatten, wird beseitigt sein. Dies kann Ihnen auch helfen, einen gesünderen Seelenfrieden zu haben.

Eine weitere Sache, die einigen Menschen fehlt, sind Beziehungen, sei es eine Ehe, Freundschaft oder Beziehung zu ihren Kindern, Geschwistern, Eltern oder anderen Verwandten, wie funktioniert das in der Gleichung? Nun, positive Beziehungen können dir mehr Energie geben.

Die Menschen wollen spüren, dass sich jemand um ihr Wohlbefinden kümmert. Die Aufrechterhaltung jeglicher Art von Beziehung erfordert Arbeit und geschieht nicht über Nacht. Es gibt einige, die gesund sind und andere, die auf der Straße bleiben.

In Bezug auf Ihr Zuhause, gibt es ein

paar Möglichkeiten, die Ihnen helfen
können, Ihre Beziehungen frisch und
positiv zu halten:

   - Ändern Sie das Format Ihrer Möbel.
Wenn Sie genügend Platz haben,
verschieben Sie ihn in einen anderen
Winkel oder an eine andere Wand.
Bewahren Sie keine Möbel wie ein Sofa,
ein Bett, einen Tisch oder Stühle im
gleichen Format jedes Jahr auf. Es wird
langsam monoton. Das Bewegen Ihrer
Möbel kann helfen, mehr Energie in
diesem Bereich bereitzustellen.

   - Was auch immer der Bereich Ihres
Hauses ist, konzentrieren Sie sich auf die
Bereitstellung zusätzlicher Energie, die
positiv ist.   Du kannst das tun, indem du
frische Früchte, frische Blumen oder alles,
was frisch ist und auffällt, isst.

- Ihre Schlafzimmer, Bäder und
Schränke sollten frei von Unordnung sein.
Es sollten Bereiche sein, die die Leute
gerne sehen würden, wenn Sie jemandem
Ihr Haus zeigen würden.

- Einen Fernseher in Ihrem Zimmer zu
haben, ist nicht unbedingt eine gute Idee.
Es kann eine Ablenkung von seinem
eigentlichen Zweck sein.

- Haben Sie Fotos von sich selbst und
Ihren Lieben in einem positiven Format.

- Belaste die Menschen nicht und lass
dich nicht von ihnen belasten. Jeder
Mensch braucht Raum und Zeit für sich
selbst.

- Hören Sie Musik, die entspannt und die
Seele beruhigt. Bestimmte Arten von

Musik können in der richtigen Umgebung viel Energie liefern.

Wenn Ihr Zuhause im Chaos ist..... Ich habe Feng Shui so schnell wie möglich eingebaut!

Feng Shui funktioniert möglicherweise nicht so gut, wenn sich Ihr Zuhause in einer Sackgasse befindet. Das spricht jedoch nicht für alle Häuser in diesem gekrümmten Gebiet. Es gibt einige Häuser, die einen guten Energiefluss haben, die immer noch nicht den Chi-Fluss durch sie bekommen.

Hier sind einige Erklärungen, warum eine Sackgasse zu Hause kann nicht erhalten den richtigen Fluss von Feng Shui es schuldet:

- Wenn sich ein Haus in einer Sackgasse befindet, gibt es eine Hin- und

Herbewegung der Energie, die zwischen Häusern mit drei oder mehr Personen geteilt wird. Die Energie in diesen Häusern zögert und kann nicht stillstehen. Dadurch fließt weniger Energie; dies hängt natürlich von den Häusern in der jeweiligen Sackgasse ab.

Hier sind einige Möglichkeiten, das Feng Shui Dead End Problem zu lösen:

- Die Landschaft muss sauber sein und Energie liefern. Die Häuser müssen auch eine hochwertige Rückendeckung haben, die robust und langlebig ist. Evergreens können auch im hinteren Teil des Hauses installiert werden.

Der Gehweg zur Vorderseite des Hauses sollte gekrümmt sein. Auch an der Vorderseite des Hauses, pflanzen Sie einige Grüns und dekorieren Sie sie mit farbigen Steinen. Zumindest die Person, die Sie besuchen kommt, wird etwas zu sehen haben, wenn sie zur Vorderseite Ihres Hauses geht.

- Installieren Sie einen Springbrunnen oder bewegen Sie Wasser außerhalb Ihres Hauses. Oder du könntest ein Vogelbad einbauen. Bei Feng Shui sollte der Brunnen oder das Vogelbad in der Richtung installiert werden, in der Ihr Haus ausgerichtet ist. Darüber hinaus muss der Wasserfluss in die gleiche Richtung fließen.

- Ihre Haustür muss möglicherweise eine bestimmte Farbe haben. Wenn Ihre Tür nach Norden gerichtet ist, können Sie eine schwarze oder blaue Farbe für die Tür wählen. Da das für Ruhe steht, müssen Sie sich keine Sorgen um viel Verwirrung in und um Ihr Zuhause machen.

Denken Sie nur daran, dass jedes Haus anders ist, so dass es innerhalb einer bestimmten Sackgasse einige Häuser geben kann, die viel Macht für Feng Shui haben können. Es kann einige außerhalb dieses Bereichs geben, die nicht über diese Energie verfügen. Es gibt mehrere Faktoren, die in diesem Szenario eine Rolle spielen.

Warum Sie keine direkte Ausrichtung für Ihre Haustüren verwenden sollten

Bei der Verwendung von Feng Shui ist es wichtig, dass die Türen innerhalb und außerhalb der Tür abgedeckt sind. Viele Menschen sind besorgt, dass dieser Teil des Hauses im Hintergrund zu liegen scheint. Es ist jedoch genauso wichtig, wenn nicht sogar wichtiger als der Rest der Räume im Haus. Eine direkte Ausrichtung von mehr als einer Tür ist nicht ausreichend.   Es kann zum bösen Feng Shui beitragen.

Obwohl das Konzept von Feng Shui darin besteht, ein Gleichgewicht mit dem Energiefluss in Ihrem Haus herzustellen, kann eine direkte Ausrichtung mit mehr als einer Tür nicht funktionieren. Die

Qualität des Feng Shui Kraftflusses nimmt ab.

Ein Bereich, in dem Sie dies nicht tun wollen, ist die Vorder- und Hintertür. Die meiste Energie des guten Feng Shui kommt von der Haustür. Wenn diese beiden Türen ausgerichtet sind, kann Energie durch die Hintertür fließen. Das ist nicht gut, denn die Energie des guten Feng Shui muss durch dein Zuhause dringen. Auch Nahrung ist notwendig.

Beachten Sie die Art der Energie, die in Ihrem Haus entsteht. Wenn das nicht genug ist, sehen Sie, was Sie tun können, um mehr Energie für ein besseres Feng Shui zu erzeugen. Jedoch wenn Ihre Tür Türen in Ihrem Haus hat, die direkt miteinander ausgerichtet sind, gibt es einige Sachen, die Sie tun können, um diese Situation zu beheben:

-   Damit Sie die Art und Weise, wie sich die Türen befinden, ändern können, müssen Sie möglicherweise die Farbe einer der Türen ändern. Nach dem Farbwechsel wird die Beziehung anders sein, eine der Türen hat mehr Stärke als die andere.

-   Wo die Energie ist, kann man dort einen kleinen runden Tisch aufstellen. Die Energie wird woanders hin geleitet und die Energie verlangsamt sich. Zur Verfeinerung eine Vase oder einen ähnlichen Behälter mit frischen Blumen hinzufügen. Dies wird der Energie mehr Glaubwürdigkeit verleihen.

-    Wenn Sie keine frischen Blumen verwenden wollen, besorgen Sie sich eine Pflanze mit einem Topf. Eine Anlage zu haben, wird auch Strom in eine andere Richtung senden.

Der Zweck dieser Dinge ist es, die Energie in eine andere Richtung zu lenken. Vergiss nicht, Chi einzubauen und den Wasserstrom in eine andere Richtung zu leiten. Es ist wichtig, die Energie des Feng Shui in Ihrem Haus fließen zu lassen.

Feng Shui für Ihre Küche

Die Integration von Feng Shui in Ihre Küche wird einige Zeit in Anspruch nehmen. Du musst sehen, wie es im Haus platziert wird. Die Küche befindet sich in der Regel neben dem Hinterhof des Hauses. Dafür gibt es einen guten Grund.

Vom visuellen Standpunkt aus gesehen, wenn die Küche in der Nähe oder vorne war, könnte sie eine Mentalität von Problemen mit Nahrung und Ernährung darstellen. Es in der Vorderseite des Hauses zu haben, kann bedeuten, dass Sie versucht sein könnten, jedes Mal zu essen, wenn es hereinkommt. Es wäre genauso schlimm, wenn Sie Gäste hätten, die uns besuchen würden. Das erste, was sie gerne tun würden, wäre zu essen.

Wenn Ihr Zuhause jedoch auf diese Weise konfiguriert ist, können Sie etwas dagegen tun. Sie können einen Vorhang kaufen und ihn im Eingangsbereich der Küche installieren. Oder Sie können die Fenstertüren messen, um sie in diesem Bereich zu installieren. Eine weitere Idee, die Sie umsetzen könnten, ist, etwas zu haben, das Ihr Interesse weckt. Dies kann zu einer Ablenkung im realen Fokus (Küche) führen.

Wenn Sie kochen, sollten Sie den Kücheneingang im Auge behalten. Es gibt eine Küche, in der der Herd zur Wand zeigt. Um die Feng Shui-Methode zu implementieren, können Kocher einen Spiegel auf den Herd stellen.

Für neuere Häuser, Bauherren sind jetzt auch Inseln, die sich in der Mitte des Küchenbereichs. Dies wäre eine gute Ergänzung zum Konzept des Feng Shui.

Wenn die Insel strategisch im Zentrum liegt, kann der Koch sehen, was in einem anderen Gebiet passiert.

Wenn sie auf diese Weise eingerichtet werden, können sie weiterhin an dem teilnehmen, was in der Nähe geschieht, und nicht nur weiter kochen.

Diese Art der Küchenkonfiguration ist attraktiv, weil sie es anderen Menschen ermöglicht, hereinzukommen und beim Kochen zu helfen. Die ursprüngliche Person, die gekocht hat, wird sich nicht unterbewertet fühlen. Es kann zu mehr Kameradschaft und Bindung in Beziehungen beitragen.

Im Feng Shui ist der Ofen das Symbol für Gesundheit und Wohlstand. Alle Brenner müssen gleichmäßig in der Rotation eingesetzt werden. Verwenden

Sie nicht einen oder zwei Brenner und lassen Sie den Rest unbenutzt. Wenn Sie alle vier in einer gleichen Rotation verwenden, können Sie Geld aus mehr als einer Quelle erhalten.

Es wurde festgestellt, dass bei älteren Öfen diese wirklich besser sind, weil sie die Feng Shui-Methode zur Reduzierung der Geschwindigkeit verwenden. Schau dir genau an, was los ist und was du tust.

Obwohl mikrowellengekochte Lebensmittel schnell und bequem sein können, können Sie sich in der Zwischenzeit überstürzt fühlen. Menschen, die die Feng Shui-Methode treu praktizieren, mögen Mikrowellen wegen der großen Strahlungsmenge nicht.

Die Küche sollte einer der saubersten Bereiche des Hauses sein. Es muss auch frei von Störungen sein. Wenn du etwas hast, das nicht richtig funktioniert oder überhaupt nicht funktioniert, solltest du es wegwerfen. Etwas zu haben, das nicht funktioniert oder nicht richtig funktioniert, steht im Widerspruch zu den Zielen und Prinzipien des Feng Shui.

Sie können auch verschiedene Methoden und Designmuster des Feng Shui-Konzepts verwenden. Die am häufigsten verwendeten Methoden sind ein Konzept im Shaker-Stil, zeitgemäß mit Volltonfarben und Holzmaserung und ein reichhaltiger Look, der mit Schnitzereien und anderen verwandten Gegenständen geliefert wird.

Die Küche muss über eine ausreichende Beleuchtung verfügen und verschiedene Typen verwenden. Es muss genügend Bewegungsfreiheit vorhanden sein. Je mehr Platz du hast, desto besser. Wenn das bedeutet, dass Sie Maschinen und Geräte bewegen müssen, um mehr Platz zu schaffen, dann sei es so.

Du brauchst nicht viel Küchengeräte oder Utensilien vor dir. Benutze nur die Dinge, mit denen du kochen wirst. Wenn du mit diesen Gegenständen fertig bist, kannst du sie zur späteren Reinigung in das Waschbecken legen. Wenigstens sind sie aus dem Weg.

Um die Energie in der Küche zu erhöhen, können Sie einige Früchte, Blumen oder eine Pflanze auf dem Tisch haben wollen. Dadurch wird auch die Küche attraktiver. Kochen in der Küche ist, wo das Herz schlägt. Du möchtest einen Ort haben, an dem Menschen kommen und deine Gesellschaft genießen können.

Schaffen Sie Reichtum und Fülle, indem Sie Feng Shui in Ihrem Badezimmer verwenden.

Ein Bad ist einer der Orte, an dem Sie Feng Shui für Reichtumsziele integrieren können. Es gibt verschiedene Strategien, mit denen Sie dies erreichen können.

- Farbe - Aus den verschiedenen Elementen können Sie verschiedene Farben verwenden, um Ihr Ziel zu erreichen, Fülle aus der Verwendung von Feng Shui zu ziehen. Bei Holz sollten Braun und Grün verwendet werden; bei Wasser, Blau und Schwarz; bei Erde können Farben aus der Gelb- und Braunkollektion verwendet werden, wie z.B. Hellgelb oder Hellbeige.

- **Kristalle** - Sie können Feng Shui Kristalle kaufen, um sie zu verwenden. Mische sie mit Amethyst, Citrin, Rosenquarz und anderen aus der Kristallfamilie. Diese Kombination kann eine Füllekur im Feng Shui schaffen.

- **Bambus** - Eine weitere Feng Shui-Kur für Reichtum und Fülle ist, 8 Stämme von Lucky Bambus zu haben. Diese Kur wird von vielen Menschen genutzt und ist in vielen Blumenläden zu finden.

Auf der anderen Seite gibt es Menschen, die sich nicht so um sie kümmern, wie sie sollten. Bambus ist sehr pflegeleicht, aber die Menschen versuchen nicht, es zu tun. Es steht für Ruhe und Entspannung. Die fünf Elemente des Feng Shui spielen eine Rolle in der Bambuspflanze.

- **Atmosphäre** - Dekorieren Sie Ihr

Badezimmer, damit es wie ein Spa aussieht. Ein Spa ist ein Ort, an dem Sie sich entspannen können. Eine Massage wird alle Sorgen aus der Welt schaffen. Alles, woran du jemals denken wirst, ist Seelenfrieden.

- Störung - Beseitigen Sie alle Überschüsse oder Störungen, die nicht vorhanden sein müssen. Wenn du Gegenstände hast, die abgelaufen sind, solltest du sie loswerden. Wenn es Dinge gibt, die du schon lange nicht mehr benutzt hast, solltest du sie auch loswerden. Sie möchten Sachen in Ihrem Badezimmer haben, die positive Energie darstellen. Es ist auch wichtig, dass die Beleuchtung gut ist.

- Bedeutung von Reichtum - Welchen Reichtum es auch immer für dich bedeutet, lege es ins Badezimmer. Es kann ein Foto, ein Gedicht oder ein Zitat sein, das Sie an Reichtum erinnert.

- Toilettensitz - Der Toilettensitz muss bei Nichtgebrauch unten bleiben. Dies wird zeigen, dass die Energie erhalten bleibt und sich nicht überall außerhalb dieses Bereichs verteilt.

Implementierung von Spiegeln mit dem Konzept des Feng Shui

Spiegel werden im Allgemeinen als Reflexion verwendet. Die Menschen benutzen sie, um sich selbst anzusehen. Mit Feng Shui helfen sie, Wasser zu holen. Sie werden auch verwendet, um die Chi-Methode anzuziehen und gleichzeitig den Raum zu erweitern. Spiegel können die Art und Weise verändern, wie Energie in einem bestimmten Bereich fließt. Sie sind gut, um Frieden und eine neue Perspektive auf das Leben zu schaffen.

Mit Feng Shui werden drei Arten von Spiegeln verwendet. Hier ist eine kurze Zusammenfassung von ihnen:

➤ **Konvex** - Diese Spiegel gelten als Schutz. Sie sind die Augen und Ohren und werden meistens neben Feng Shui verwendet. Sie können auch innerhalb des Konzepts verwendet werden, müssen aber in einer bestimmten Weise gestaltet werden.

➤ **Concaves** - Meistens werden diese Spiegel im Feng Shui nicht verwendet. Die Reflexion der Spiegel ist eine kleinere Version, die auf den Kopf gestellt wird.

➤ **Typisch** - Je nach Form und Rahmen repräsentiert es eine gewisse Feng Shui-Heilung. Sie befinden sich in der Regel im südwestlichen Teil Ihrer Region.

Es gibt auch den Ba-Gua-Spiegel, der

von den drei oben genannten Spiegeln getrennt ist. Es ist sehr leistungsfähig und in den meisten Fällen wird es von den Menschen nicht richtig genutzt. Es ist nur für den Außenbereich bestimmt, nicht für den Innenbereich. Wenn Sie nicht die richtige Energie in Ihrem Haus oder Geschäft spüren, dann wird Ihnen diese Art von Spiegel nützlich sein. Dieser Spiegel sollte nicht zur Dekoration verwendet werden.

Der Ba-Gua-Spiegel ist in konkaver und konvexer Ausführung erhältlich. Ba-Gua ist aus Holz gefertigt und Sie können zwischen grün, rot und gold wählen.

Der Ba-Gua-Spiegel ist gut zu benutzen, wenn du dich vor Schaden oder Gefahr schützen musst, wie z.B. Angriffe gegen dich oder wenn es Menschen gibt, die dich verletzen wollen.

Du solltest dich mit einer gut informierten Feng Shui Person beraten, um dich in die richtige Position zu bringen. Meistens ist es über dem Haupteingang Ihres Hauses platziert. Eine Stelle, die nicht platziert werden darf, ist im Wohnzimmer.

Feng Shui in Ihrem Schlafzimmer, um Ihr Liebesleben zu verbessern.

Um eine positive und intime Beziehung zu Ihrem Partner zu haben, benötigen Sie einen guten Feng Shui Raum. Beide werden Zeit damit verbringen können, sich zu erneuern, ohne sich mit vielen unnötigen Dingen beschäftigen zu müssen.

Nur ein wichtiges Möbelstück sollte in Ihrem Schlafzimmer platziert werden und das ist das Bett. Man muss etwas zum Schlafen haben. Holen Sie sich etwas Einfaches wie einen Holzbettrahmen zusammen mit einer Naturmatratze. Die Laken, unter denen Sie schlafen, sollten aus bester Baumwolle oder einem Zaun bestehen. Es hat keine Elektronik außer Dingen wie einer Uhr.

Ein Teil der Yin-Kultur ist das Schlafen. Es ist wichtig, dass sich das Schlafzimmer im hinteren Teil des Hauses befindet, wo die Aktivität minimal ist. Dein Schlafzimmer sollte warm und gemütlich aussehen. Schließlich teilen Sie hier intime, zärtliche Momente allein.

Hier sind einige weitere Feng Shui Vorschläge, die Sie für Ihr Schlafzimmer verwenden können:

- Das Schlafzimmer sollte nicht über der Garage stehen. Hier können Sie niedrige Energiewerte und Gesundheitsprobleme einbeziehen. Darüber hinaus können die elektrischen Elemente des in der Garage geparkten Fahrzeugs Ihr elektromagnetisches System stören.

- Versuchen Sie, im Schlafzimmer keine elektrisch betriebenen Gegenstände zu verwenden. Diese Gegenstände können eine hohe elektrische Ladung verursachen.

- Wenn möglich, sollte das Schlafzimmer nicht in der Kinderküche, im Bad, im Wohn- oder Schlafzimmer liegen.

- Damit die Flammen in deinem Sex- und Liebesleben brennen, muss es immer frische Energie im Schlafzimmer geben. Dies kann mit Kristallen, Kerzen oder ätherischen Ölen realisiert werden.

Das Schlafzimmer mit einem guten Feng

Shui zu halten, wird helfen, einen positiven Fluss und sinnliche Energiegefühle aufrechtzuerhalten. Ein gutes Feng Shui Schlafzimmer sollte mit viel Liebe und Leidenschaft gefüllt sein. Es sollte auch spannend sein und für Entspannung sorgen.

Hier sind ein paar weitere Möglichkeiten, wie Sie ein gutes Feng Shui Schlafzimmer gestalten können:

- Du hast keine abgestandene Luft in deinem Zimmer. Öffnen Sie das Fenster und lassen Sie bei schönem Wetter etwas frische Luft herein. Du solltest frische Luft in dein Schlafzimmer strömen lassen. Neben der Eliminierung der meisten Geräte ist es auch nicht ratsam, Pflanzen im Schlafzimmer zu haben.

- Die Beleuchtung im Schlafzimmer muss einstellbar sein. Am einfachsten ist es, einen Dämpfungsschalter zu installieren. Sie können die Beleuchtung auf ein geeignetes Niveau einstellen. Du kannst auch Kerzen verwenden, aber Kerzen kaufen, die keine Giftstoffe enthalten.

Verwenden Sie Farben, die der Feng Shui-Methode entsprechen. Farben sollten ein Gleichgewicht für das Schlafzimmer schaffen. Auf diese Weise wird Ihnen ein positiver Energiefluss gewährleistet. Dies wird Ihnen helfen, besser zu schlafen. Es wird auch deinem Sexualleben helfen. Einige Farben, die im Schlafzimmer gut funktionieren würden, sind weiß und schokoladenbraun.

Wenn Sie Ihrem Schlafzimmer Kunst hinzufügen möchten, wählen Sie Stücke, die zeigen, wie Sie Ihr Leben und Ihre Zukunft positiv sehen. Verwenden Sie keine Teile, die etwas anderes darstellen.

Das Feng Shui-Verfahren für Ihr Bett sollte wie folgt aussehen: Sie sollten von beiden Seiten auf Ihr Bett zugreifen können. Das Bett darf nicht parallel zur Schlafzimmertür stehen. Sie können zwei kleine Tische auf beiden Seiten des Bettes haben. Diese Dinge zu tun, wird deinem Bett- und Schlafzimmerausgleich helfen.

Alle Türen, die mit dem Schlafzimmer verbunden sind, müssen geschlossen sein. Ob es sich nun um die Haustür, die Schranktür oder die innere Badezimmertür handelt, keiner von ihnen sollte einen Spalt öffnen. Dadurch bleibt der Energiefluss im Schlafzimmer erhalten. Es wird auch Ihre Beziehung zu Ihrem

Partner verbessern.

Du möchtest ein Schlafzimmer haben, das das Symbol für Freude, Intimität und Liebe sein wird. Die Verwendung der Feng Shui-Methode kann Ihnen dabei helfen.

Ihr Unternehmen zu Hause, dank Feng Shui

Ob Sie es glauben oder nicht, es gibt viele Geschäftsleute auf der ganzen Welt, die die Prinzipien des Feng Shui in ihrem Geschäft anwenden. Viele Asiaten glauben, dass Feng Shui für eine gute Unternehmensführung notwendig ist. In der Tat gibt es einige berühmte Unternehmer in den Vereinigten Staaten, die Feng Shui verwenden und gute Erfolge in ihrem Geschäft erzielt haben.

Viele Menschen sind zu Unternehmern geworden und haben ihr Büro zu Hause eingerichtet. Dies ist eine kostengünstige Möglichkeit, um zu beginnen, da es nicht viele Gemeinkosten gibt.

Auf der anderen Seite, einige Menschen, die von zu Hause aus arbeiten, finden sich etwas verwirrt, weil es für sie schwierig sein kann, ihr Heimgeschäft von ihrem Privatleben zu trennen und sie haben nicht viel Interaktion mit anderen Menschen. Allerdings überwindet ein heimisches Unternehmen die Herausforderungen und Frustrationen, mit denen Menschen konfrontiert sind, wenn sie in einem 9- bis 5-jährigen Beruf arbeiten.

Wenn Sie auf der Suche nach Reichtum und Vermögen für Ihr häusliches Geschäft mit Feng Shui sind, hier sind einige Möglichkeiten, um es zu integrieren:

✓ Du solltest immer mit einer festen Wand hinter deinem Rücken sitzen. Vermeiden Sie es, mit einem Fenster hinter Ihnen zu sitzen.

✓ Sie sollten keine Wand vor sich haben, während Sie an Ihrem Schreibtisch arbeiten oder das Büro betreten.

✓ Wo auch immer sich Ihr Vermögen befindet, Sie sollten dort Bürogeräte haben.

✓ Damit Chi harmonisch fließen kann, stellen Sie Tische und Stühle in einem strategischen Format auf.

✓ Lassen Sie Luftreinigungsanlagen in Ihrem Heimbüro. Dies hilft Ihnen, die Frischluftqualität zu verbessern und erhöht gleichzeitig die Menge des in diesem Bereich erzeugten Sauerstoffs.

✓ Verzichte neben Luftreinigungsanlagen auf Pflanzen mit scharfen Kanten, wie z.B. Kaktus.

✓ Die Haustür zu Ihrem Heimbüro sollte frei von Hindernissen sein. Wenn es ein Hindernis gibt, wie z.B. einen Tisch hinter der Tür, funktioniert das Chi nicht richtig.

✓ Um die Präsenz von Chi zu erhöhen, ist es eine gute Idee, ein hängendes Glas in Ihrem Heimbüro zu installieren.

✓ Ihr Heimbüro sollte in guter Entfernung von Ihrem Schlafzimmer sein.

✓ In Ihrem Heimarbeitsplatz sollte es um die Produktivität gehen. Die Farben Ihres Heimarbeitsplatzes sollten das widerspiegeln.

✓ Der Fotokopierer sollte sich nicht in der Nähe der Haupteingangstür befinden. Die Wärme des Fotokopierers kann dazu führen, dass das Chi nicht richtig fließt.

✓ Wenn es in der Nähe der Haupteingangstür eine leere Vase gibt, findet Chi den Weg in die leere Vase. Dies schadet der Umwelt.

✓ Wenn Sie Kunden haben, die Sie besuchen möchten, versuchen

Sie, ein Aquarium innerhalb des Wohlstandsbereichs zu platzieren. Dies wird Ihnen helfen, bessere Ergebnisse zu erzielen und wahrscheinlich mehr Kunden, was wiederum mehr Geld bedeutet. Du musst vorsichtig sein, um die Anweisungen zu befolgen, sonst wird es nicht funktionieren.

✓ Damit Chi richtig funktioniert, installieren Sie einen kleinen Zimmerbrunnen in der Wohlstandsecke. Diese Methode wird auch Ihrer Gesundheit helfen.

✓ Halten Sie Ihre Schreibtische und die Umgebung frei von Unordnung. Um dabei zu helfen, verwenden die Chinesen keine Papierschächte. Das Konzept beginnt sich in den Vereinigten Staaten durchzusetzen.

✓ Achten Sie auf die Art des Lichts, das Sie in Ihrem Heimbüro verwenden. Sie müssen sowohl natürliche als auch künstliche Beleuchtung verwenden. Es wird nicht richtig funktionieren, wenn man nicht genügend natürliches Licht hat.

Sie sollten auch darüber nachdenken, andere Arten von Leuchten zu bekommen, wie z.B. Vollspektrumleuchten. Diese Leuchten ähneln dem natürlichen Lichtspektrum und wurden als gesünder eingestuft.

Es gibt verschiedene Bereiche in Ihrem Heimbüro, die mit Feng Shui gepflegt werden müssen. In der Nordzone wird neben Metall auch das Wasserelement verwendet. In Ihrem Heimbüro ist es in Ordnung, Bilder mit schwarzen und weißen Rahmen zu haben.

Die südliche Zone nutzt Feuer als Energiequelle. Du solltest darauf verzichten, blaue Spiegel oder Wasserbilder zu haben, die diese Farbe darstellen. Der südöstliche Bereich ist für Bilder, die Wohlstand und Fülle darstellen. Hier kommt das Holzelement zum Einsatz. Dabei solltest du auf Bilder von Feuer und Metall verzichten.

Die Verwendung dieser Feng Shui Prinzipien wird Ihrem Unternehmen helfen, erfolgreich zu sein und in Wohlstand und Fülle zu wachsen.

Verwenden Sie Feng Shui für Ihr Internet-Business

Sie können Feng Shui verwenden, um Harmonie für Ihre Websites zu schaffen. Ihre Webseiten müssen korrekt ausgerichtet sein. Sie möchten, dass Besucher, die auf Ihre Website kommen, eine einfache Navigation und Zugang haben. Es sollte eine positive Erfahrung für sie sein.

Die Seiten sollten sauber sein und helle Farben für den Hintergrund verwenden. Wenn Sie Webseiten mit einer dunklen Farbe erstellen, kann dies ein Ärgernis für diejenigen sein, die Ihre Website besuchen.   Um den Chi-Fluss zu starten, kannst du fette Farben verwenden.

Weiß und Blau sind einige derjenigen, die mir in den Sinn kommen. Diese Farben sind die Symbole für Luft und Wasser. Wenn Sie Farben verwenden, die sich nicht sehr gut mischen, wird Ihre Website nicht attraktiv sein. Du kannst das böse Feng Shui integrieren, wenn es nicht gut aussieht.

Unterlassen Sie es, Dinge wie animierte Grafiken hinzuzufügen, die das Wesentliche der Website entfernen. Wenn es Teil der Website sein muss, dann stellen Sie sicher, dass es etwas ist, das natürlich aussieht.

Auf Ihrer Website müssen Sie einen Bereich haben, der ein Logo zeigt. Dieses Logo befindet sich auf jeder Webseite, die Sie erstellen. Verzichte darauf, viele Spiele und andere Tricks auf deine Website und Webseiten zu bringen. Dies kann die Besucher ablenken.

Ihre Website muss über eine Hauptmenü-Seite verfügen. Alle Elemente, die Sie auf der Website platzieren, sollten nicht auf einer Seite des Bildschirms ausgerichtet oder auf beiden Seiten des Bildschirms überladen sein.

Lassen Sie Ihre Website nicht so professionell aussehen, dass niemand bleiben will. Erstellen Sie Websites, die den Besuchern Harmonie und eine gute Atmosphäre bieten. Wenn Sie Musik einbinden möchten, verwenden Sie Musik, die entspannend ist. Dies wird dazu beitragen, ein positives Chi zu erzeugen.

Das Wichtigste bei der Erstellung von Websites mit Feng Shui ist, dass Sie möchten, dass sie einfach und leicht zu navigieren sind und nicht überstürzt oder chaotisch aussehen. Zu viele Dinge darin und die Menschen werden sich im Handumdrehen umdrehen.

Ironischerweise kann eine überstürzte oder chaotische Website ein Spiegelbild der Person selbst sein. Es geht darum, einen positiven Fluss zu haben, damit das gute Chi weiter fließt.

Mit Feng Shui für ein Einzelhandelsgeschäft

Sie können ein Ladengeschäft eröffnen. Sie haben viele Produkte, aber Sie haben keine Ahnung, wie Sie Kunden gewinnen oder halten können, sobald sie Fuß in Ihr Unternehmen gesetzt haben. Du verstehst nicht, was los ist und brauchst Hilfe in diesem Bereich.

Die Verwendung der Prinzipien des Feng Shui kann Ihre Situation verändern. Hier sind einige Dinge, die Sie tun können, um die Atmosphäre Ihres Unternehmens zu verändern:

- Du hast zu viele Dinge angesammelt. Die Produkte sind schön, aber es gibt keinen Sinn dafür, was wohin geht. Oder sie denken vielleicht: "Warum ist dieses Produkt hier, obwohl es woanders sein sollte?"

Sie müssen einige der Produkte entfernen und etwas Platz zwischen ihnen lassen. Ihre Gruppierung führt nur zu Verwirrung beim Kunden. Sie fühlen, dass es zu viel ist, als dass sie es sehen könnten.

Versuchen Sie, die Produkte in verschiedene Kategorien einzuordnen. Dann wirst du den Unterschied sehen, wenn die Kunden hereinkommen. Sie werden länger bleiben und zusehen wollen, weil sie nicht verwirrt oder frustriert sind mit dem, was sie kaufen werden.

- Feng Shui Energie von der Haustür zur Hintertür fließt nicht richtig. Im Gegenzug bekommen Sie keine Kunden oder Verkäufe. In dem Moment, in dem der Kunde durch die Tür geht, muss er sich von dem, was du hast, angezogen fühlen.

Seien Sie sich über die von Ihnen angebotenen Produkte und deren Vorteile im Klaren. Kunden wollen immer wissen, was sie davon haben. Schließlich fördern Sie sie, also warum lassen Sie sie nicht wissen, wie sie vom Kauf profitieren können?

Die Einfahrt und der vordere Bereich sollten besser sichtbar sein als die Rückseite. Sie werden zuerst die Vorderseite des Ladens sehen, bevor sie zurückkommen.

- Deine Hallen sind nicht sauber. Sie haben Dinge auf der Straße, die dem Kunden Hindernisse bereiten. So sollte es nicht sein. Ein Kunde will nicht quetschen oder auf Dinge treten, nur um voranzukommen. Schaffen Sie Platz in den Gängen für einen einfachen Zugang zu den Produkten.

Einige dieser Vorschläge können auch für das Internet umgesetzt werden. Nehmen Sie an einer Umfrage teil oder fragen Sie einige Ihrer Kunden, ob es Dinge gibt, die Sie in Ihrem Shop ändern können. Sie könnten von den Antworten überrascht sein. Es ist sehr wichtig, dass Sie sich an die Bedürfnisse des Kunden anpassen. Ohne sie gäbe es kein Geschäft.

Wie bekommt man einen Feng Shui Berater?

Es gibt viele Menschen, die sich nicht sicher sind, was sie zuerst tun sollen, wenn es um Feng Shui geht. Sie benötigen möglicherweise mehr Informationen, um eine Entscheidung darüber zu treffen, ob dies für sie bestimmt ist oder nicht. Wenn Sie die Dienste eines Feng Shui Beraters benötigen, untersuchen Sie sehr sorgfältig und gründlich.

Du kannst wahrscheinlich mehr Informationen online bekommen und von dort aus weitermachen. Schreibe alles auf, was du vom Berater willst. Es gibt auch einige Schulen, in denen Feng Shui unterrichtet wird.

Du solltest vielleicht dort nachsehen, um jemanden zu finden, der dir helfen kann. Sie können auch Leute fragen, die Sie kennen, ob sie irgendwelche Empfehlungen haben. Man weiß nie, wer sonst noch diesen Prozess durchlaufen hat.

Sobald Sie sich einige Namen ausgedacht haben, interviewen Sie sie und überprüfen Sie ihre Hintergründe. Scheuen Sie sich nicht, nach Referenzen zu fragen. Sie sollten mehr als bereit sein, Ihnen diese Informationen zur Verfügung zu stellen. Lassen Sie sie wissen, wonach Sie suchen. Sobald Sie es gelöst haben, können Sie überprüfen, welches am besten zu Ihren Bedürfnissen passt.

Fazit

Ob es darum geht, Ihre Gesundheit, Ihr Liebesleben oder Ihre Finanzen zu verbessern, Feng Shui wurde als eine Möglichkeit, dies zu tun, integriert. Die Methode hat sich für das chinesische Volk seit vielen Jahren bewährt. Seitdem es sich verbreitet hat, sind die Menschen neugierig geworden, wie man ihnen helfen kann. Dieses E-Book hat viele Informationen geliefert, um Ihre Reise in den Überfluss und andere Dinge, die Ihr Leben verbessern können, zu beginnen.

Wenn Sie damit auf dem richtigen Weg bleiben und es ernst meinen mit signifikanten Veränderungen in Ihrem Leben, werden Sie einen Unterschied sehen. Du wirst überrascht sein, wie gesund du geworden bist. Du wirst so begeistert sein, mit deinem Partner intim zu sein, dass es dir den Atem rauben wird. Mit Ihren Finanzen können Sie mehr Geld haben, als Sie einst mit der Feng Shui-Methode für möglich gehalten haben.

Denke nur daran, dass nicht alles über Nacht passieren wird und dass es Zeit braucht, bis du eine Veränderung in deinem Leben zum Besseren siehst.

Jetzt ja, ich wünsche dir das Beste für deine Ergebnisse, und denk daran, alles ist praktisch; Theorie ohne Handeln nützt dir nichts. Es bringt alles, was man lernt, in das wirkliche Leben.

Eine große Umarmung, dein Freund, Jorge!

Übrigens, wenn Sie Ihre Ergebnisse

nach und nach erreichen, empfehle ich Ihnen sehr, wenn Sie Ihre sozialen Fähigkeiten verbessern wollen, mein Buch "HOW TO CONTROL SOCIAL ANSIEDAD AND PANIC ATTACKS", ist ein Buch, das Ihnen sicherlich sehr helfen wird, jegliche Art von Angst zu vermeiden. Sie können es ohne weiteres in der Amazon-Suchmaschine finden, wie: "Wie man soziale Angst- und Panikattacken kontrolliert" oder nach meinem Namen "Jorge O. Chiesa" suchen..... Ich wünsche Ihnen noch einmal viel Erfolg bei Ihren Ergebnissen!

9 781797 639871